DU

PHLEGMON SOUS-PÉRITONÉAL

DE

LA RÉGION HÉPATIQUE

PAR

Paul BLOCQ

INTERNE DES HOPITAUX

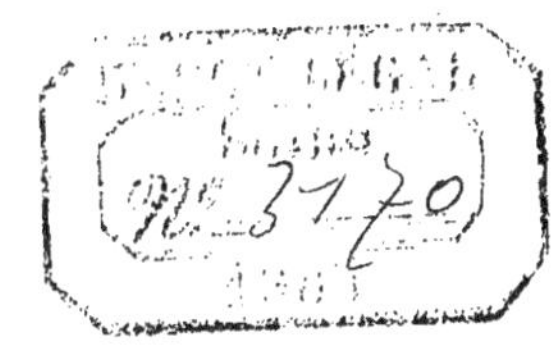

Les abcès de la paroi antéro-latérale de l'abdomen ont été divisés tout d'abord en sous-cutanés, intra-musculaires et sous-péritonéaux. On a reconnu de plus que ceux-ci affectaient presque toujours l'une des régions *hépatique, ombilicale et sous-ombilicale*, et l'on a montré dans ces deux seuls derniers cas, quelle disposition anatomique tenait cette affinité élective du phlegmon sous sa dépendance, de sorte que la différenciation du premier n'existe en somme que par exclusion.

Cela tiendrait à sa rareté relative, ainsi que Follin et Duplay le disent explicitement dans leur Traité (1) : « avec les observations publiées il me serait impossible de tracer les caractères anatomiques du phlegmon sous-péritonéal de la région hépatique. »

______

(1) Tome II, p. 760.

Ils sont en effet les moins fréquents pour la majorité des auteurs, et Poisson seul soutient une opinion contraire dans sa thèse (1) sans l'étayer d'ailleurs d'aucune preuve à l'appui, mais constituent cependant, et nous nous proposons ici de le démontrer, une variété spéciale au même titre que les phlegmons ombilicaux et sous-ombilicaux qui doivent sans doute à leur nombre d'avoir jusqu'à présent attiré exclusivement l'attention des observateurs. Aussi, y a-t-il lieu de s'étonner, en parcourant les travaux publiés sur la question, que cette localisation toujours identique du processus dans l'hypochondre droit n'ait pas été autrement remarquée.

C'est ainsi, qu'avant le travail de M. Bernutz (1850), on ne trouve guère que des observations éparses de Bordenave (1774) Bourrienne (1775), où il y a confusion avec l'hydropisie enkystée du péritoine. Dance (2) (1832) attire l'attention sur l'odeur fétide des collections purulentes de cette région. Velpeau (1836) signale qu'elles peuvent être l'origine de fistules stercorales. La thèse de Lecoupeur (1840) résume en partie tous ces faits, mais la question ne progresse qu'après que M. Bernutz (3), a nettement exposé dans son mémoire l'origine habituelle, et le siège anatomique des phlegmons de la paroi antérieure de l'abdomen.

Il établit que les affections décrites antérieurement par Chomel l'ancien, et Littré sous le nom de « hydropisie enkystée du péritoine », ne sont que des inflammations du fascia propria ou même du tissu cellulaire qui double le péritoine », insiste sur la part que prennent les lésions intestinales dans leur production, et nous éclaire sur les difficultés du diagnostic, mais il ne cherche pas à distinguer de variétés dans les phlegmons qu'il étudie.

Dès lors, la question devenue intéressante, suscite divers travaux de Segond-Féréol (1859) et Dolbeau (1867). M. Gosselin (4) consacre une de ses leçons cli-

---

(1) Poisson. — *Contribution à l'étude des phlegmons de la paroi abd. antérieure.* Th. de Paris, 1877.
(2) *Archiv. de médecine*, t. XXX.
(3) *Arch. de médecine*, 4° série, t. XXXIII.
(4) *Clinique*, t. II, leçon 18.

niques à l'exposé d'un des cas que nous étudions. Mais dans les documents postérieurs, et notamment dans les thèses de Labuze (1871), Vaussy (1875), Borello (1878), et Wedrychowsky (1879), les plus récents, le but qu'on se propose est toujours, soit l'étude des abcès intra-musculaires, soit celle des variétés ombilicale et sous-ombilicale dans laquelle on différencie même celle de Retzius et celle de Heurtaux, et les quelques faits qu'on rapporte d'abcès de la région hépatique sont simplement relatés sans qu'on leur trouve un intérêt suffisant pour s'arrêter à leur différenciation.

Ces faits eux-mêmes sont assez rares pour que dans tous les auteurs précédemment cités nous n'ayons rencontré que 4 observations. En y joignant celle du cas que nous avons eu la bonne fortune d'observer, nous obtenons un total bien insuffisant encore ; aussi, n'entreprenons-nous un essai de différenciation qu'avec toute la réserve commandée non seulement par cette pénurie de documents, mais encore par l'opinion plus haut relatée de Follin et Duplay.

OBSERVATION I. — Auguste Trautm..., âgé de 16 ans, tourneur en cuivre, entre salle Aran, n° 25 (service de M. GOURAUD), le 6 septembre 1884, venant de la Salle Dupuytren du même hôpital (St-Antoine), où il avait été admis le 28 août (1).

Ses parents sont bien portants actuellement ; il a perdu deux frères âgés l'un de 3 ans, l'autre de 18 mois, mais ne sait à quelle affection ils ont succombé. Lui-même, si l'on en excepte une fièvre éruptive dans le jeune âge, n'aurait jamais été malade. Toutefois il est de faible constitution, pâle, blond, et paraît moins que son âge. Il est sans doute entaché de scrofule, quoique, interrogé à cet égard, il ne se souvienne pas d'en avoir éprouvé les accidents habituels.

Sans cause apparente, au milieu d'une bonne santé, il s'aperçoit, le 12 août, de la présence, sur son bras gauche, un peu au-dessus du pli du coude, de trois petites tumeurs grosses comme une noisette chaque, rouges et douloureuses, qui les jours suivants, sans augmenter beaucoup de volume, gênent assez les mouvements pour l'obliger à suspendre tout travail et à s'aliter. Une semaine environ après, il ressent des douleurs

---

(1) J'ai rédigé cette observation d'après les notes de M. Thibault externe du service.

BLOCQ.

assez vives et continues dans le ventre à localisation indéter-
minée. Comme il existe, en même temps, un état gastrique
assez prononcé, un médecin mandé en consultation diagnosti-
que une « fièvre muqueuse » et prescrit un purgatif et du sul-
fate de quinine. Le malade reste dans cet état sans modifica-
tion importante jusqu'au 28 août où, effrayé de l'accroisse-
ment de sa tumeur brachiale, il demande son admission à l'hôpital St-Antoine, et il entre dans le service de M. Delens. Ce
chirurgien reconnaît une adénite suppurée des ganglions épi-
trochléens, incise le foyer, y place un drain, et applique un pansement antiseptique. Toutefois, d'une part, la plaie du bras
étant presque complètement cicatrisée, de l'autre les douleurs
abdominales persistant ainsi qu'un état général grave, le malade passe en médecine le 6 septembre. A ce moment, on constate de la fièvre, de l'anorexie, de la prostration, ainsi que
des sensations douloureuses vagues, peut-être plus vives du
côté droit. C'est pendant cette période qu'on est amené suc-
cessivement à croire à une fièvre typhoïde, puis à une péritonite tuberculeuse.

Marche de la température :

DATES.	MATIN.	SOIR.	DATES.	MATIN.	SOIR.
6 sept.	38°,6	39°,4	16 sept.	37°,8	39°,6
7 —	38°9,	40°,8	17 —	38°,6	39°,
8 —	38°,8	39°,8	18 —	37°,8	40°,2
9 —	37°,5	38°,6	19 —	38°,4	38°,9
10 —	37°,2	39°,2	20 —	38°,2	39°,
11 —	39°,5	39o,3	21 —	37°,	38°,9
12 —	37°,	40°,	22 —	38°,4	39°,2
13 —	37°,2	39°,6	23 —	37°,	38°,4
14 —	38°,6	39°,8	24 —	37°,	39°,4
15 —	39°,	39°,6	25 —	38°,6	39°,

Le malade s'amaigrit considérablement, l'état général s'ag-
grave, la fièvre continue avec des irrégularités considérables,
il se plaint toujours de douleurs abdominales assez vives, pré-
dominantes du côté droit, mais sans réelle localisation.

Le 15 octobre, en examinant de nouveau le ventre, on aperçoit une voussure très appréciable, saillant à la limite de l'épi-
gastre et de l'hypochondre droit, sans changement de coloration à la peau. Cette tumeur est rénitente et on perçoit même
de la fluctuation sans gargouillement ; l'exploration est très
douloureuse ; elle ne subit pas l'influence des mouvements
respiratoires. Elle est mate à la percussion, et on peut la déli-
miter comme suit : en haut par une ligne horizontale passant

au niveau de l'appendice xyphoïde, en bas à 3 ou 4 centimètres de l'ombilic ; en dedans elle n'est distante que de quelques millimètres de la ligne médiane, en dehors on la limite difficilement, sa matité paraissant se confondre avec celle du foie. Elle a, d'une façon générale, la forme d'un ovoïde à grosse extrémité supérieure, à grand axe vertical ou mieux, oblique en bas et en dedans.

16 *octobre*. M. Gouraud, assisté de M. Tennesson fait, au point culminant de la tumeur, une ponction avec l'appareil de Potain qui donne issue à près de 200 grammes d'un liquide très épais, brunâtre, grummeleux, à odeur fétide, rappelant celle des œufs pourris dans lequel le microscope montre la présence de globules de graisse, des cellules, du pus et des cristaux de cholestérine, il n'y a pas trace d'éléments hépatiques. Les recherches de M. Platel, interne en pharmacie du service, pour y déceler la présence de la bile, sont négatives.

A la suite dela ponction, la voussure s'affaisse très sensiblement, sans disparaître complètement, et les limites de la matité diminuent concurremment ; le malade éprouve un grand soulagement, l'appétit renaît, les forces reparaissent.

25 *oct*. Toutefois la fièvre reprend bientôt avec des oscillations caractéristiques, les douleurs se montrent de nouveau, et la tumeur se reproduit, mais cette fois avec coloration rouge des téguments.

18 *novembre*. La ponction est pratiquée à la même profondeur (3 centimètres environ), à quelques millimètres de la première, mais malgré de fortes aspirations, il ne s'écoule aucun liquide et on doit retirer l'aiguille sans avoir évacué la tumeur.

19 *nov*. On s'aperçoit que la baudruche, mise au niveau de l'orifice de la piqûre du trocart pour l'obturer, est soulevée par du liquide, et après l'avoir décollée, on constate que du pus a sailli par cet orifice ; en pressant légèrement la tumeur, on fait sourdre 100 ou 150 grammes environ de pus encore fétide mais de coloration jaune verdâtre. Les jours suivants, en changeant le pansement, on constate que l'orifice donne une suppuration abondante ; du reste, en comprimant la tumeur, on en fait sortir une assez grande quantité de pus.

27 *nov*. M. Périer, consulté au sujet d'une intervention chirurgicale, conseille un large débridement. Par l'orifice fistuleux il introduit une sonde qu'il pousse jusqu'à la limite du foyer, à 4 ou 5 centimètres environ, et incise sur la cannelure de cet instrument. L'incision donne issue à une notable quantité de pus. L'exploration avec le doigt montre qu'il s'agit d'un foyer sous-cutané, en un point de la paroi duquel se trouve un

orifice qui permet l'introduction de la sonde cannelée à 2 centimètres de profondeur.

29 *nov.* Dès ce moment la suppuration se tarit rapidement,
la cavité abcédée se rétrécit et se couvre de bourgeons char-
nus. L'état général se relève en peu de temps.

12 *décembre.* La plaie est complètement cicatrisée, la santé
du malade absolument rétablie. Exeat guéri le 15.

RÉFLEXIONS. — Cette observation, déjà intéressante
par la rareté des faits du même genre, l'est encore à
plusieurs égards. L'étiologie est au moins très obscure ;
nous ne pouvons invoquer ici comme causes locales,
même le froid ou le traumatisme ; peut-être la profession
du malade, qui est tourneur en cuivre, a-t-elle joué un
rôle, sa constitution débile le prédisposant aux suppura-
rations comme le prouve l'adénite du bras concomit-
tante.

Sans parler dès maintenant du siège anatomique de
la lésion, point sur lequel nous reviendrons plus tard,
nous croyons qu'au point de vue de la disposition des
parties, les caractères cliniques montrent clairement
que nous avons eu affaire à une sorte d'abcès en sablier.
La première ponction a vidé la collection sous-péritonéale, et le foyer non encore tari, comprimé par la
pression des viscères, trouvant une voie vers l'exté-
rieur dans le trajet creusé par le trocart, se reforme dès
lors superficiellement entre les muscles et la peau,
aussi la deuxième ponction, faite à la même profondeur, ne donne plus rien. Du reste, lors de l'incision
ultérieure, on découvre l'abcès sous-cutané et dans sa
paroi l'orifice de communication avec la cavité ancienne
devenue virtuelle. Nous n'insistons pas plus sur cette
disposition, quoiqu'on ne l'ait pas encore signalée, car
elle nous semble purement artificielle, et due à ce que
lors de la première intervention, on a eu recours à la
ponction, alors que peut-être l'incision eût été préféra-
ble. Les symptômes ont présenté une longueur considé-
rable dans leur évolution ; une des observations dont
nous donnons le résumé, est un exemple analogue de
cette durée excessive de l'affection qui nous occupe. Il
y a eu de plus un état général très grave qui n'a pas peu

contribué à égarer longtemps sur sa véritable cause.

Le diagnostic, en effet, non seulement n'a été posé qu'au dernier stade de l'évolution du mal, mais encore a dû être modifié à plusieurs reprises. Au début, la continuité de la fièvre, les douleurs abdominales vagues, l'état général adynamique, ont fait admettre la dothiénentérie. Plus tard, l'absence de l'éruption caractéristique, de diarrhée, de stupeur, la marche de la température ont fait renoncer à cette idée, et alors, en raison des phénomènes douloureux plus accentués, des oscillations thermiques, de l'amaigrissement progressif, on a diagnostiqué une péritonite tuberculeuse. Enfin, lors même de l'apparition de la tumeur, on a cru reconnaître un abcès du foie, seuls les caractères de la suppuration et la marche ultérieure ont enfin, et à la période terminale, éclairé la situation.

OBSERVATION II. — Il s'agit d'un cas observé par Dolbeau, intéressant seulement parce que l'autopsie fut pratiquée, et permit de s'assurer de l'intégrité du foie et du péritoine, on retrouva dans la paroi les traces de l'inflammation (1).

OBSERVATION III. (Résumé). — N..., âgée de 54 ans, a été bien portante jusqu'à 52 ans. A ce moment, elle fut prise de vomissements et de douleurs vives dans le flanc droit, sans ictère ; un an après, elle subit la même crise douloureuse. Depuis cette époque, elle souffre d'une dyspepsie habituelle et de diarrhée. Elle a de plus remarqué, depuis quelques mois, un gonflement insolite de l'hypochondre droit, qui est en même temps légèrement douloureux à la pression.

Depuis 15 jours, elle se plaint de nouvelles douleurs continues dans cette région dont le gonflement augmente, en même temps qu'apparaissent de l'inappétence et de la fièvre. On constate, en effet, outre des symptômes généraux, céphalalgie, fièvre, anorexie, une tuméfaction notable, chaude, fluctuante et douloureuse de la région de l'hypochondre droit. On fait une incision de 6 centimètres parallèlement à la ligne médiane, qui donne issue à une grande quantité de pus à odeur fétide, de couleur brique foncée. A la suite de cette opération, l'exploration digitale de la cavité fait sentir le plan postérieur, et ne laisse aucun doute sur le siège pariétal et sous-péritonéal

---

(1) *Cliniques de Gosselin*. 48e leçon.

de la collection. La malade guérit assez rapidement quoique ayant eu un érysipèle du fait de l'intervention.

RÉFLEXIONS. — M. Gosselin fait remarquer au sujet de cette malade, la difficulté du diagnostic : l'abcès provenait-il du foie, du péritoine, de l'intestin, ou de la paroi, et fait valoir les raisons qui plaident en faveur de cette dernière hypothèse. Il insiste sur la valeur étiologique dans ces cas de l'état maladif de l'intestin, qui a déjà été signalée par M. Bernutz, et a été observée chez la malade, indique que le pronostic est en général bénin, la péritonite ordinairement concomitante, restant localisée et plastique : enfin, déclare que le seul traitement rationnel est l'incision large qui prévient les fistules consécutives.

OBSERVATION IV. (Résumé). — Carriol, journalier, âgé de 46 ans, est pris, au milieu d'une bonne santé habituelle, de malaise et d'inappétence. Au bout de 7 à 8 jours de cet état gastrique, il se forme une grosseur dans l'hypochondre droit, indolore spontanément, mais douloureuse à la pression ; bientôt surviennent des élancements douloureux, la peau restant intacte. Enfin, il s'y joint de la fièvre, de la constipation, de l'anorexie. Il n'a pas reçu de contusion, n'a pas fait d'efforts, n'a pas employé de purgatifs, n'a jamais eu de coliques hépatiques, ni la dysentérie. La tumeur, devenue fluctuante, on l'ouvre par une incision de 6 centimètres, qui donne issue à 1/2 litre de pus phlegmoneux, rougeâtre, à odeur fétide, ne contenant pas de gaz. Le doigt introduit dans la cavité permet de confirmer le diagnostic et de circonscrire une cavité siégeant dans la paroi (1).

RÉFLEXIONS. — Il n'y a guère de notable dans cette observation, que l'obscurité des causes qui ont présidé à la genèse de l'abcès chez cet homme âgé, la marche assez rapide des accidents, à l'encontre des autres faits du même ordre; enfin, la couleur rougeâtre du pus de l'abcès, déjà remarquée dans l'observation précédente.

OBSERVATION V. (Résumé). — Mme A..., âgée de 48 ans, toujours bien portante, n'a jamais eu d'affection abdominale. De-

____

(1) *Poisson*. Th. de Paris, 1877.

puis deux ans elle se plaint de douleurs vagues intermittentes dans l'hypochondre droit, assez près de la ligne médiane ; il y a sept à huit mois, elle a constaté la présence d'une masse dure dans la même région. Il existe en effet une tumeur presque aussi volumineuse qu'une tête de fœtus, aplatie, mate, fluctuante et mobile, dans la région du foie qui est intacte ; on sent de plus de petites masses indurées au pourtour de la tumeur. L'état général est très altéré ;. la malade est maigre, pâle, elle a de l'anorexie, de la diarrhée et de la fièvre.

Le diagnostic est très difficile. M. Gosselin pense à un abcès profond de la paroi sous-péritonéale et musculaire. Une ponction évacue 350 grammes de pus brun roux, d'une fétidité spéciale. La tumeur s'affaisse. Après la ponction on détermine l'escharification de la paroi par la pâte de Vienne, et le foyer, ainsi mis à découvert, montre qu'il s'agit, en effet, d'une cavité circonscrite. La malade, malgré un érysipèle, guérit sans autre accident qu'un peu d'induration (1).

RÉFLEXIONS. — Ici comme précédemment, on ne peut trouver de cause à invoquer. La marche très lente de l'affection, et le volume énorme de la tumeur sont aussi à remarquer. Le pus a eu la même coloration rougeâtre déjà signalée. Notons enfin qu'il s'agit non pas d'un cas type, mais plutôt mixte en ce sens qu'une partie de la couche musculaire a été intéressée. Le diagnostic a été, comme d'habitude, très difficile.

CONCLUSIONS.

Il existe donc dans la région hépatique une variété de phlegmons sous-péritonéaux qui s'y cantonne de préférence comme d'autres de ces abcès ont leur siège de prédilection dans la région ombilicale et sous-ombilicale. Que si l'on peut expliquer cette sélection dans ces deux derniers cas par une *disposition anatomique* favorable, il en est de même pour l'affection que nous étudions.

Ici la collection nous paraît, en effet, occuper le tissu cellulaire siégeant à ce niveau de la paroi abdominale

---

(1) *Wedrychowsky.* Thèse de Paris, 1879.

d'où se détachent les deux feuillets péritonéaux qui vont constituer par leur réunion le ligament suspenseur du foie et sont sous-tendus inférieurement par la veine ombilicale, tandis que dans le phlegmon de Retzius, par exemple, elle siège dans le tissu cellulaire remplissant l'espace vide formé par le soulèvement imprimé à la séreuse par les artères ombilicales. Ces deux modes anatomiques sont parfaitement analogues, et obéissent du reste à cette loi plus générale de la distribution des phlegmons sous-péritonéaux dans les points où il y a accumulation de tissu cellulaire, grâce à laquelle on a décrit logiquement après le phlegmon de Retzius, celui de Heurtaux : ainsi s'expliquera rationnellement la localisation hépatique du phlegmon sus-ombilical.

Cette caractéristique anatomique de l'affection dont nous parlons n'est pas la seule particularité qui la sépare des autres du même ordre. Au point de vue *étiologique*, nous avons déjà signalé sa rareté relative, ajoutons que sur les 5 cas que nous avons relatés, 4 fois elle s'est présentée chez des individus de plus de 40 ans. Si, d'autre part, on conçoit que les causes habituelles, traumatisme, effort, affections viscérales, maladies constitutionnelles puissent présider à son développement, nous devons faire remarquer qu'elles manquent dans tous nos cas où l'on doit les considérer comme idiopatiques ; on pourrait à ce sujet faire jouer un rôle aux insertions du muscle transverse, aux tiraillements du ligament, ou au voisinage de la glande hépatique.

Quant aux *symptômes*, localement le phlegmon sous-péritonéal de la région hépatique se présente sous forme d'une tumeur à siège bien déterminé, et d'un aspect spécial en quelques cas. Nous ferons remarquer dans notre observation que la voussure était ovalaire à grand axe vertical et légèrement oblique en dedans et en bas ; car cette particularité sur laquelle n'insistent pas les observateurs que nous avons cités, nous semble implicitement indiquées par M. Gosselin, puisque ce chirurgien a dû faire une incision verticale, ce qui tend évidemment à démontrer que dans son cas le grand axe de la tumeur se trouvait dans cette direction. Le pus

dont l'odeur fétide n'a rien de particulier, présente une
couleur rougeâtre , ainsi que l'ont déjà signalé Follin et
Duplay pour lesquels ce seul phénomène serait distinct.
Les signes généraux ne dénotent rien qu'on ne rencon-
tre dans les autres cas, mais l'évolution du processus
affecte une lenteur que signalent tous les observateurs
et le maximum signalé a été de 8 mois.

Le *diagnostic* est toujours très dificile; on songera,
avant la période de tumeur, à la fièvre typhoïde, à la
péritonite, à l'entérite, à l'hépatalgie, toutefois les symptômes propres à la marche de ces diverses affections,
faisant défaut, on sera vite amené à y renoncer, et on
pourra penser au phlegmon pariétal. Mais alors même
qu'apparaîtra la voussure de l'hypochondre la confusion
sera aisée. Cependant la péritonite enkystée est réduc-
tible, de plus tend à fuser vers les parties profondes ;
l'abcès du foie, rare dans nos pays, multiple en général
lors de calculs, s'accompagne alors des phénomènes
de la lithiase ; le kyste hydatique suppuré a été précédé
de l'existence d'une tumeur indolore et des signes
fonctionnels propres à cette affection, vomissements
bilieux, épistaxys, scapulalgie, pleurésie, urticaire, etc.,
de plus, la tumeur qu'il forme se déplace dans les mouvements respiratoires.

Au point de vue du *pronostic et du traitement*, rien
à dire qui ne l'ait été pour les phlegmons sous-péritonéaux des autres régions.

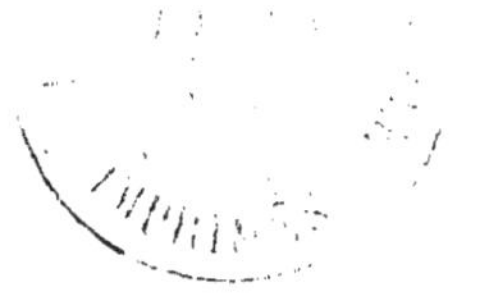